BEI GRIN MACHT SICH IHR WISSEN BEZAHLT

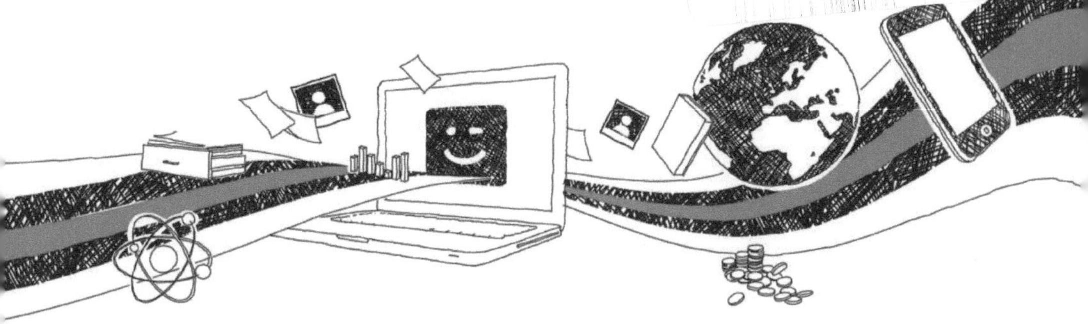

- Wir veröffentlichen Ihre Hausarbeit,
  Bachelor- und Masterarbeit

- Ihr eigenes eBook und Buch -
  weltweit in allen wichtigen Shops

- Verdienen Sie an jedem Verkauf

Jetzt bei www.GRIN.com hochladen und kostenlos publizieren

Ernährungsberatung bei Übergewicht. Entwicklung eines Kursprogrammes zur Gewichtabnahme

Diana Schöniger

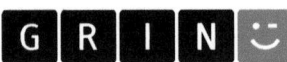

Bibliografische Information der Deutschen Nationalbibliothek:

Die Deutsche Nationalbibliothek verzeichnet diese Publikation in der Deutschen Nationalbibliografie; detaillierte bibliografische Daten sind im Internet über http://dnb.d-nb.de abrufbar.

ISBN: 9783346302915
Dieses Buch ist auch als E-Book erhältlich.

© GRIN Publishing GmbH
Nymphenburger Straße 86
80636 München

Druck und Bindung: Books on Demand GmbH, Norderstedt Germany
Gedruckt auf säurefreiem Papier aus verantwortungsvollen Quellen

Das Buch bei GRIN: https://www.grin.com/document/958119

Deutsche Hochschule für
Prävention und Gesundheitsmanagement
Hermann Neuberger Sportschule 3
66123 Saarbrücken

Einsendeaufgabe

Fachmodul:	Konzepte und Strategien der Ernährungsberatung
Studiengang:	Ernährungsberatung
Datum Präsenzphase:	22.10.2018 – 24.10.2018

Name, Vorname:	Schöniger, Diana
Studienort:	**Leipzig**
Semester:	**SS 2016**

Inhaltsverzeichnis

1 Daten zum Schwerpunktthema des Kurskonzeptes

Übergewicht und Adipositas gehören laut World Health Organisation (WHO) zu den gravierendsten Problemen des 21. Jahrhunderts. An den Folgen sterben jährlich weltweit mindestens 2,8 Millionen Menschen (WHO, 2017). Adipositas im Erwachsenenalter betrifft ca. 20 % der Bevölkerung in Deutschland. Übergewicht und Adipositas sind wichtige Risikofaktoren für eine Reihe chronischer Krankheiten wie Diabetes, kardiovaskuläre Erkrankungen und bestimmte Karzinomarten. Auch Vorurteile gegenüber Übergewichtigen und die Stigmatisierung adipöser Menschen stellt ein großes Problem dar (Bischoff, 2018, S. 619).

1.1 Definition von Übergewicht und Abgrenzung zur Adipositas mit den daraus resultierenden Konsequenzen für die Beratung / Betreuung

Die Körpermasse wird international durch den Body-Mass-Index (BMI) definiert und klassifiziert. Er wird berechnet, indem das Körpergewicht durch die Körpergröße zum Quadrat dividiert wird. Die aktuelle Klassifikation des Körpergewichts von der WHO bei Erwachsenen mittels BMI lassen sich aus Tabelle 1 ablesen.

Tab. 1: Gewichtsklassifikation bei Erwachsenen anhand des BMI (nach WHO, 2000, S. 9)

Kategorie	BMI (kg/m²)
Untergewicht	< 18,5
Normalgewicht	18,5 – 24,9
Übergewicht	≥ 25,0
- Präadipositas	25,0 – 29,9
- Adipositas Grad 1	30,0 – 34,9
- Adipositas Grad 2	35,0 – 39,9
- Adipositas Grad 3	≥ 40

Bei Erwachsenen beginnt Übergewicht bei einem BMI ≥ 25,0 kg/m². Ab einem BMI ≥ 30 kg/m² liegt die Diagnose „Adipositas" vor. Adipositas, auch „krankhaftes Übergewicht" genannt, bezeichnet eine über das Normalmaß hinausgehende Vermehrung des Körperfetts (Bischoff, 2018, S. 619).

Da bei Adipositas meist Folgeerkrankungen vorhanden sind (z.B. Hypertonie, Fettleber, Diabetes mellitus usw.), können diese Personen nicht an Präventionsmaßnahmen teilnehmen, sondern müssen therapeutisch behandelt werden.

1.2 Daten zur Häufigkeit von Übergewicht in Deutschland und Entwicklungstrends

Die nächste Tabelle zeigt den Anteil der Frauen und Männer mit Übergewicht und Adipositas in Deutschland im Jahr 2017.

Laut des Mikrozensus 2017 belief sich der Anteil der Frauen in Deutschland mit einem BMI über 25 kg/m^2 auf rund 43,1 %. Der Anteil der Männer belief sich auf rund 62,1 % (Statistisches Bundesamt, 2018).

Tab. 2: Anteil Übergewicht und Adipositas im Jahr 2017 in Deutschland

	Übergewicht	Adipositas
Frauen	43,1 %	14,6 %
Männer	62,1 %	18,1 %

Nachfolgend ist die Entwicklung von Übergewicht und Adipositas von Frauen und Männern in Deutschland in den Jahren 2005 bis 2017 dargestellt.

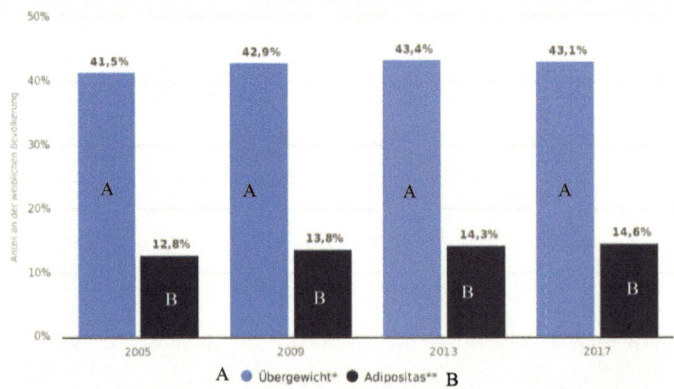

Abb. 1: Anteil der Frauen mit Übergewicht und Adipositas in Deutschland in den Jahren 2005 bis 2017 (IfD Statistisches Bundesamt, 2018)

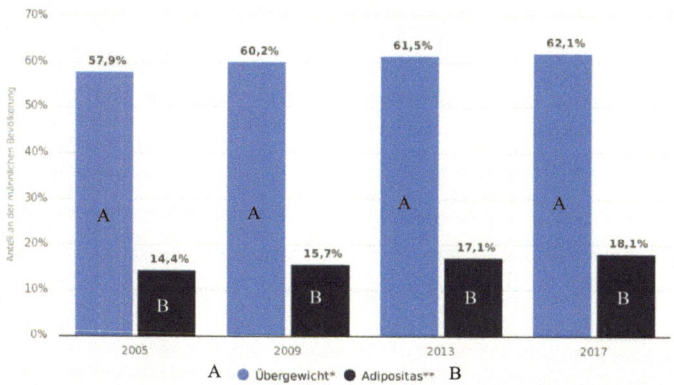

Anteil der Männer mit Übergewicht und Adipositas in Deutschland in den Jahren 2005 bis 2017

Abb. 2: Anteil der Männer mit Übergewicht und Adipositas in Deutschland in den Jahren 2005 bis 2017 (IfD Statistisches Bundesamt, 2018)

Auch die DEGS-Studie des Robert-Koch-Instituts (2008-2011) zeigt, dass sich der Gesamtteil der übergewichtigen Erwachsenen in Deutschland kaum verändert hat. Laut der Studie war er 2011 noch genauso groß wie Ende der Neunzigerjahre. Allerdings ließ sich innerhalb dieser Gruppe eine Verschiebung hin zu höheren Gewichtsklassen feststellen, weshalb die Adipositas im Jahr 2011 häufiger war als im Bundes-Gesundheitssurvey von 1998 (Robert Koch Institut, 2012).

Die Ergebnisse zeigen, dass in Zukunft der Prävention von Adipositas mehr Beachtung geschenkt werden muss.
Übergewicht und vor allem Adipositas gehen mit einem erhöhten Risiko für Morbidität, Einschränkung der Lebensqualität, Beschwerden und Befindlichkeitsstörungen sowie erhöhter Mortalität einher. Außerdem sind die Folgen einer Adipositas durch Gewichtsabnahme nicht immer reversibel.
Primäres Ziel auf Bevölkerungsebene stellt zuerst die Gewichtsstabilisierung und danach die Gewichtsreduktion dar, um die adipositasassoziierten Gesundheitsrisiken und Komorbiditäten zu senken. Ebenfalls soll die Lebensqualität dadurch erhöht werden (Bischoff, 2018, S. 619).
Die Nachfrage an Präventions- bzw. Gewichtsreduktionskursen wird daher in Zukunft steigen, wenn die Bevölkerung weiter an Gewicht zunimmt.

1.3 Allgemeine Ziele des Kurskonzeptes

Aus betrieblicher Sicht spielt der Erfolg des Kurses eine große Rolle. Die Zufriedenheit der Teilnehmerinnen stellt das oberste Ziel dar. Sind die Teilnehmerinnen begeistert vom Kurs, so werden sie das Unternehmen weiter empfehlen und mit großer Wahrscheinlichkeit weitere Kurse buchen. Auch wird das Vertrauen in das Unternehmen gestärkt, da sie feststellen, dass hier Mitarbeiter sind, die sich auskennen in dem was sie tun. Ebenfalls kann sich der Erfolg des Gruppenkurses positiv auf den Produktverkauf im Fitnessstudio auswirken. Erkennen die Teilnehmerinnen ihren Nutzen aus den im Kurs vorgestellten Produkten, so werden diese meist ohne vorherigen Preisvergleich im Internet mitgenommen.

1.4 Daten und Informationen zur Zielgruppe

In der nachfolgenden Tabelle sind die grundlegenden Daten und Informationen zur Zielgruppe, die für den Kurs primär rekrutiert werden soll, aufgeführt.

Tab. 3: Daten und Informationen zur Zielgruppe

Alter	20 – 40 Jahre
Geschlecht	weiblich
Sozialstatus	mittlerer sozialer Status
Zeitlicher Verfügungsrahmen	jeden Mittwochabend von 19:00 – 20:30 Uhr (an 8 aufeinanderfolgenden Wochen)
Ziele / Motive / Wünsche	➢ Gewichtsreduktion ohne allzu viel Verzicht ➢ Erfahrungsaustausch in der Gruppe ➢ Gegenseitige Motivation ➢ Entwicklung eigener Ideen und Umsetzungsstrategien ➢ Informationsgewinnung ➢ Basis für erfolgreiche Ernährungsumstellung ➢ Lebensqualität steigern ➢ Eigene Entscheidungen treffen ➢ Nicht „bewertet" werden (Schulprojektion)
Gesundheitszustand hinsichtlich Risikofaktoren und Folgeerkrankungen	Da der Kurs keine Therapie darstellt, sollen die Teilnehmerinnen, abgesehen vom Übergewicht, gesund sein. Alkohol- und Tabakkonsum sind zwar ein Risikofaktor, aber nicht relevant für die Teilnahme am Kurs, da primär die Ernährung im Fokus steht.

1.5 Ausschlusskriterien

Zu den Ausschlusskriterien des Kurses zählt ein BMI ≥ 30 kg/m^2, wenn die Frauen jünger als 20 Jahre und älter als 40 Jahre sind, an einer Essstörung oder anderen psychischen Erkrankungen leiden, den Anamnesebogen nicht ausgefüllt oder den Vertrag nicht unterzeichnet haben. Ebenfalls dürfen Frauen, die schwanger sind oder sich in der Stillzeit befinden, nicht teilnehmen, da hier eine Gewichtsreduktion nicht empfehlenswert ist.

2 Organisation des Kurskonzeptes

Nachfolgend wird die Organisation des Kurskonzeptes vorgestellt. Dabei wird auf die Ernährungsform, Makronährstoffverteilung, Werbemaßnahmen, Gesamtkursdauer, Anzahl der Treffen pro Woche mit Kurszeit und Dauer eines Treffens, Räumlichkeit, eingesetzte Geräte bzw. Hilfsmittel und Vortragsmedien eingegangen.

2.1 Ernährungsform

Für das Kurskonzept wird die Ernährungsform nach der LOGI-Methode ausgewählt. Es handelt sich hierbei um eine kohlenhydratreduzierte, eiweiß- und fettbetone Ernährungsweise mit einem hohem Gehalt an Vitaminen, Mineral- und Ballaststoffen. Dadurch entstehen keine extremen Schwankungen im Blutzucker- und Insulinspiegel und Heißhungerattacken werden vermieden. Der hohe Eiweiß- und Ballaststoffanteil in der Nahrung führt außerdem zu einer langen Sättigung. Die Kombination der Lebensmittel bremst Hungergefühle aus und Zwischenmahlzeiten werden überflüssig.

Die Teilnehmerinnen müssen dabei keine Kalorien zählen oder komplizierte Pläne einhalten, was die Durchführbarkeit im Alltag leicht macht. Für eine Gewichtsreduktion wird empfohlen, die tägliche Kohlenhydratzufuhr auf ca. 80 g zu reduzieren (Schmieder, 2014)

2.2 Makronährstoffverhältnis

Laut LOGI-Methode werden die Nährstoffe wie folgt verteilt (ausgehend von der Gesamtenergie):
Kohlenhydrate: 40 % / Fette: 30 – 35 % / Eiweiß: 20 – 30 % (Mayr, 2009, S. 16).

2.3 Werbemaßnahmen

Um potenzielle Interessentinnen auf den Gewichtsreduktionskurs aufmerksam zu machen, werden zwei verschiedene Werbemaßnahmen verwendet.

Zum einen die Plakatwerbung im Studio und in den Kooperationsfirmen. Allein die Größe macht die Plakatwerbung zu einer ganz besonderen Werbeform, da sie kaum zu übersehen ist. Weitere Vorteile sind hohe Reichweite, zielgruppenorientierte Steuerung und schnelle sowie zielgerichtete Kommunikation durch kurze Werbeaussagen (SAXO-PRINT GmbH, 2018).

Als zweite Werbemaßnahme werden Anzeigen auf dem sozialen Netzwerk Facebook geschaltet. Die Vorteile hier sind die genaue Zielgruppenansprache mit nur sehr geringen Streuverlusten und die hohe Reichweite. Außerdem kann so, im Vergleich zu anderen Werbemöglichkeiten im Internet, das zur Verfügung stehende Budget viel effektiver einsetzt werden (Facebook, 2018).

2.4 Gesamtkursdauer und Gruppengröße

Der Kurs erstreckt sich insgesamt über einen Zeitraum von 8 Wochen.

Die Gruppengröße liegt bei 8 – 15 Teilnehmerinnen. Diese Größe ist ideal, denn so bekommt der Gruppenkursleiter vieles von den Teilnehmerinnen und der Gruppendynamik mit und kann entsprechend darauf reagieren. Die Frauen finden sich zudem zurecht und können sich aufeinander beziehen. Ebenfalls ermöglicht diese Gruppengröße Methodenwechsel, lässt Kleingruppenarbeit zu und bietet ausreichend „Stoff" für Austausch und Diskussion. Es kann außerdem vorkommen, dass eine oder mehrere Frauen ihre Teilnahme aus verschiedenen Gründen am Kurs vorzeitig beenden. Dies stellt mit 8 – 15 Teilnehmerinnen aber kein größeres Problem dar, da eine arbeitsfähige Gruppe zurück bleibt (Meyer-Kruse, 2013, M102 – M110).

2.5 Anzahl der Treffen pro Woche, Kurszeit und Dauer eines Treffens

Der Kurs erstreckt sich insgesamt über 8 Wochen. Weniger Zeit wird nicht gewählt, da sonst kaum Impulse für eine dauerhafte Verhaltensänderung gesetzt werden können. Pro Woche findet ein Treffen mit der Dauer von jeweils 1 ½ Stunden statt.

2.6 Räumlichkeit

Der Gruppenkurs findet im Kursraum des Fitnessstudios statt. Der Kursraum befindet sich ein einem extra Stockwerk. Der Studiobetrieb stört somit nicht die Gruppe. Er bietet genügend Platz für alle Teilnehmerinnen und auch die Arbeit in Kleingruppen kann so ermöglicht werden. Der Raum ist lichtdurchflutet und verfügt über große Fenster, die verdunkelt werden können. Wenn eine gemütlichere Atmosphäre gewünscht wird, besteht die Möglichkeit, mittels einer Trennwand, den Raum zu verkleinern. Stühle, Tische, Steckdosen, Präsentationsmedien (Leinwand, Flipchart usw.), Stifte und Papier sind ebenfalls vorhanden. Für eine optimale Temperatur ist auch gesorgt (Klimaanlage für heiße Tage und Heizung für kalte Tage).

2.7 Geräte bzw. Hilfsmittel und eingesetzte Vortragsmedien

Die Vermittlung der einzelnen Kursthemen wird durch visuelle Vortragsmedien unterstützt. Gewählt werden Flipchart, Pinnwand und PowerPoint Präsentationen, die mittels Beamer projiziert werden (Ebster & Stalzer, 2017, S. 146). Diese Visualisierungselemente sollen das gesprochene Wort unterstützen. Sie helfen den Teilnehmerinnen die wichtigsten Aussagen besser behalten zu können und erleichtern zudem das Verstehen des Gesagten (Hey, 2011, S. 55). Um Körpergewicht und Körperfettanteil zu bestimmen werden eine Körperwaage und ein Kaliper benötigt.

3 Inhalte und Gliederung des Kurskonzeptes

In Kapitel 3 werden die Inhalte und die Gliederung des Kurskonzeptes dargestellt. Angefangen wird mit den eingesetzten Strategien/Tools zur Datenerhebung im Eingangscheck. Danach folgen Häufigkeit und Inhalte der Re-Tests, Inhalte von Theorie und Praxis, Motivationsstrategien für die Kursteilnehmerinnen und der Zusammenhang von Theorie und Praxis. Die Darstellung der Grobplanung der theoretischen und praktischen Inhalte für alle Wochen bzw. Einheiten schließt das Kapitel ab.

3.1 Eingangscheck

Vor Beginn des Gruppenkurses wird mit jeder Teilnehmerin ein Einzelgespräch in Form eines persönlichen Gesprächs oder Telefonates geführt, um die individuellen Ansprüche und Ziele an den Kurs zu ermitteln. Auch die bisherige Gewichtsentwicklung wird thematisiert. Dieses Gespräch/Telefonat dient weniger der Informationsgewinnung, sondern viel mehr der Tatsache, dass sich jede Frau wohl und ernst genommen fühlt. Außerdem wird so auch sichergestellt, dass der Kurs den individuellen Anforderungen entspricht und der Zeitpunkt der Teilnahme passend ist. Eventuell hat die Interessentin aktuell andere Themen, für die sie ihre ganze Energie braucht (im privaten oder beruflichen Leben) und das Thema „Ernährung" deshalb eine nachgeordnete Rolle spielt.

Zur eigentlichen Informationsgewinnung füllen die Frauen bis eine Wochen vor Beginn des Kurses den Anamnesebogen aus. Aufgrund dieses Anamnesebogens wird entschieden, ob die jeweilige Person die Einschlusskriterien erfüllt und am Gruppenkurs teilnehmen kann.

Zu Beginn des 1. Gruppentreffens wird mit Hilfe eines Kalipers der Körperfettanteil jeder Teilnehmerin durch Bestimmung der Hautfaltendicke an standardisierten Punkten (Bizeps, Trizeps, Wade, subscapular, suprailiacal) ermittelt.

Andere Verfahren, wie z.B. Bioimpedanzmessungen, werden nicht gewählt, da diese Messverfahren durch z.T. erhebliche Flüssigkeitsverschiebungen zu ungenau sind (Dickhut, 2011, S. 221). Außerdem wird das Körpergewicht mit Hilfe einer Körperwaage gemessen. Auch ein Fragebogen über Gewichtsreduktion wird zu Beginn von den Frauen ausgefüllt.

3.2 Re-Tests

In Woche 8 werden Körperfettanteil und Gewicht erneut bestimmt und mit den Ergebnissen vom 1. Treffen verglichen. Ebenfalls wird noch Mal der Fragebogen von den Teilnehmerinnen beantwortet und geschaut, wie sie sich im Vergleich zum letzten Fragebogen verbessert haben. Das Ergebnis gibt auch Aufschluss darüber, wie viel Wissen die Frauen vom Kurs mitgenommen haben.

3.3 Inhalte Theorie und Praxis

Nachdem beim 1. Treffen Fragebogen ausgefüllt, Gewicht und Körperfett gemessen wurden, wird in die Thematik eingestiegen. Es fängt an mit der Frage, wann das Gewicht problematisch für die Gesundheit wird. Die Teilnehmerinnen sind aufgefordert diese Frage zu beantworten. Dies dient dazu, dass sich die Frauen öffnen und Vertrauen zu den anderen Teilnehmerinnen gewinnen. Im Zuge dessen wird auch die moderne, westliche Ernährung genauer unter die Lupe genommen und mit einer Ernährungspyramide verglichen.

In Woche 2 geht es weiter mit dem Schlaf und der Hunger- und Sättigungsregulation. Wichtig ist hier den Frauen aufzuzeigen, welche Rolle die Schlafdauer und -qualität auf das Gewicht hat und was dafür getan werden kann, um die Schlafqualität zu verbessern. Als Hausaufgabe führen die Teilnehmerinnen ein 3-tägiges Ernährungsprotokoll, in das sie alle verzehrten Lebensmittel und Getränke eintragen. Das Protokoll wird ab dem 3. Gruppentreffen benötigt.

In Woche 3 widmet sich die Gruppe dem Thema „Eiweiß". Es wird geklärt, wie viel Eiweiß der Körper am Tag benötigt wie jeder seinen individuellen Bedarf berechnen kann. Die Berechnung des Eiweißbedarfs wird dabei gleich in die Praxis umgesetzt. So können die Teilnehmerinnen in den nächsten Tagen schon auf ihre Eiweißzufuhr achten und vergessen den Rechenweg nicht. Weiterhin wird besprochen, in welchen Lebenslagen der Mensch einen Mehrbedarf an Eiweiß hat und ob eine zu hohe Eiweißzufuhr schädlich sein kann. Die Teilnehmerinnen schauen auch gleich in ihrem Ernährungsprotokoll nach, welche Lebensmittel verzehrt wurden um den Eiweißbedarf zu decken. Abschließend werden Eiweißquellen aufgezeigt, die eine hohe biologische Wertigkeit besitzen und während der Gewichtsreduktion besonders gut zum Verzehr geeignet sind.

In Woche 4 wird den Frauen das Thema „Fett" näher gebracht. Biochemische Grundlagen, die zum Verständnis der Fette notwendig sind, werden zuerst erarbeitet. Danach geht es weiter mit dem Aufbau von Fettsäuren (FS) und dem Unterschied zwischen gesättigten und ungesättigten Fettsäuren. Ebenfalls erfahren die Teilnehmerinnen, was es mit Omega-3, Omega-6 und Trans-Fettsäuren auf sich hat und welche Lebensmittel bevorzugt und vermieden werden sollen. Das Ernährungsprotokoll wird anschließend wieder betrachtet. Hier geht es jetzt darum, welche Lebensmittel verzehrt wurden, die Omega-3-, Omega-6- und Trans-Fettsäuren enthalten. Um das Thema „Fett" praktisch zu untermauern, werden Lebensmittelbeispiele vorgestellt, in denen versteckte Fette vorhanden sind und Öle bzw. Fette gezeigt, die sich zum Verzehr / zur Zubereitung besonders gut eignen.

Weiter geht es in Woche 5 mit den Kohlenhydraten. Hier werden die biologischen Grundlagen erarbeitet und anschließend die wichtigsten kohlenhydratreichen Grundnahrungsmittel mit den Teilnehmerinnen durchgegangen. Danach wird die Rolle der Ballaststoffe für die Gesundheit und in der Gewichtsreduktion geklärt und ballaststoffreiche Lebensmittel in der Praxis aufgezeigt. Auch nimmt die Gruppe im Zuge dessen Bezug zum Blutzuckerspiegel und seine Bedeutung für die Gewichtsabnahme. Die Gruppe vergleicht wieder ihre Protokolle hinsichtlich der optimalen Ballaststoffzufuhr.

Woche 6 widmet sich den Themen trinken, Vitaminen und Mineralstoffen. Es wird besprochen, welche Getränke geeignet sind, wie viel empfohlen wird zu trinken und warum es überhaupt wichtig ist, ausreichend zu trinken. Die Teilnehmerinnen entwickeln dabei Strategien, wie sie im Alltag mehr Getränke einbauen können. Daraus ergeben sich dann auch die individuellen Vorhaben für die kommenden Wochen. Bei Vitaminen werden die wasser- und fettlöslichen Vitamine genannt und dazu ihre Aufgaben und Mangelerscheinungen beschrieben. Zur Bedarfsdeckung werden vitaminreiche Lebensmittel aufgezeigt und Supplemente vorgestellt. Diese Supplemente werden dann genauer angeschaut und auf ihre Inhaltsstoffe und Menge bewertet.

Das nächste Treffen klärt den Einfluss von „Sünden" auf den Gewichtsverlauf. Die Frauen erzählen von Situationen, in denen sie bis jetzt übermäßig gegessen haben (z.B. Feiern, Urlaub usw.) und entwickeln Strategien, wie sie mit diesen Ausnahmesituationen umgehen können.

Das letzte Treffen zeigt auf, wie ein Menü geplant und zusammengesetzt wird hinsichtlich Lebensmittelauswahl und Portionsgrößen. Dies wird als wichtig erachtet, damit die Frauen in Zukunft eine Ahnung davon haben, wie viel eine Portion ist und sich z.B. bei einem Buffet nicht übermäßig viel essen.

3.4 Motivationsstrategien für die Kursteilnehmerinnen

Die erste angewandte Motivationsstrategie ist sie Motivation durch die Gruppe. Sowohl die Zugehörigkeit zu einer Gruppe als auch die Arbeit innerhalb der Gruppe wirken motivierend, denn alle verfolgen dasselbe Ziel. Die Gruppe kann Rückhalt, Unterstützung, Schutz oder Sicherheit geben (Senninger & Weiß, 2011, S. 40).

Eine weitere Motivationsstrategie stellt die Selbstverstärkung dar. Die Teilnehmerinnen dürfen sich nach Auftreten eines gewünschten Verhaltens oder einer zufriedenstellenden Gewichtsabnahme selbst mit einem Verstärker belohnen. Unterschieden werden dabei die sichtbaren, realen Verstärker (z.B. Kinobesuch) und die versteckten Verstärker (z.B. stolz sein und sich selbst für etwas loben) (Fuchshuber, 2009, S. 81 – 82).

3.5 Zusammenhang von Theorie und Praxis

Es wird darauf geachtet, dass sich durch das Konzept ein „roter Faden" zieht. Die Treffen und Themen bauen aufeinander auf. So wird der Zusammenhang besser verstanden und die Teilnehmerinnen sind nicht verwirrt. Die Theorie wird durch praktische Teile unterstützt. Wichtig ist dabei, dass ein Bezug zum Alltag hergestellt wird. So merken die Frauen sich die besprochenen Themen besser und verstehen, warum es sinnvoll ist dieses Thema zu besprechen.

3.6 Grobplanung der theoretischen und praktischen Inhalte

Die nachfolgende Tabelle zeigt die Grobplanung der theoretischen und praktischen Inhalte für alle Wochen bzw. Einheiten.

Tab. 4: Grobplanung der theoretischen und praktischen Inhalte

Woche	Treffen	Theorie	Praxis
0		Eine kostenlose Informationsveranstaltung zum Kurs findet 2 Wochen vor Beginn statt. In dieser werden wissenswerte Details zum Kursinhalt und -ablauf erläutert und Fragen der Interessentinnen geklärt. Auch ein Anamnesebogen wird an diesem Abend mitgegeben. Frauen, die nicht an der Informationsveranstaltung teilnehmen konnten, können den Anamnesebogen an der Theke im Studio erhalten und auch dort weitere Fragen klären. ➢ Danach: Persönliches Gespräch/Telefonat mit jeder Teilnehmerin	
1	1	Eingangstest: Fragebogen zur Gewichts-reduktion; Gewicht und Körperfettanteil bestimmen; Übergewicht: Folgeerkrankungen; Einfüh-rung in die angepasste, gesunde Ernäh-rung; moderne, westliche Ernährung	Ernährungspyramide
2	2	Einfluss Schlafqualität auf Gewicht; Hunger- und Sättigungsregulation; Hausaufgabe: 3-Tage Ernährunsprotokoll	Protokoll Schlafdauer mit Bewertung
3	3	Protein: Bedarf; biologische Wertigkeit; Bedeutung für Gewichtsreduktion; Ab-gleich mit Ernährungsprotokoll	Berechnung Bedarf; vorstellen eiweißhaltiger Lebensmittel (LM)
4	4	Fett: Grundlagen; Aufbau FS; gesättigte und ungesättigte FS; Omega-3- Omega-6- und Trans-FS; Abgleich mit Ernährungsprotokoll	Vorstellen LM mit verge-steck-ten Fetten und Öle / Fette, die sich zum Verzehr gut eignen
5	5	Kohlenhydrate: Grundlagen; kohlenhyd-ratreiche Grundnahrungsmittel; Ballast-stoffe; Blutzuckerspiegel; Abgleich mit Ernährungsprotokoll	Aufzeigen ballaststoffreicher Lebensmittel

Woche	Treffen	Theorie	Praxis
6	6	Trinken; Bedarf und Mehrbedarf; Flüssigkeitsbilanz; geeignete und ungeeignete Getränke; Gefahr zu viel und zu wenig zugeführte Flüssigkeit; Abgleich mit Ernährungsprotokoll Vitamine: Bedeutung; Lebensmittel; wasser- und fettlösliche Vitamine; Mangelerscheinungen; Supplemente	Lebensmittelbeispiele Soft-/Getränke: Darstellung Zuckergehalt und Berechnung Energiegehalt; Strategien erarbeiten Inhaltsstoffe verschiedener Vitaminsupplemente betrachten
7	7	„Sünden" in Ausnahmesituationen und Ausgleich dieser „Sünden"	Strategien für diese Situationen
8	8	Menüplanung/Menüzusammensetzung (Mahlzeitenfrequenz, Portionsgrößen); Abschluss-Fragebogen zur Gewichtsreduktion mit Vergleich 1. Fragebogen; Gewicht u. Körperfettanteil bestimmen	Teller mit optimaler Aufteilung der Makronährstoffe und Portionsgrößen kreieren

4 Praktische Umsetzung des Ernährungskonzeptes

In diesem Kapitel wird mit Hilfe der Ernährungssoftware NutriGuide® ein eintägiger Ernährungsplan zur Gewichtsreduktion erstellt. Die Lebensmittel werden so ausgewählt, dass im Tagesverlauf drei Mahlzeiten mit insgesamt ca. 1.500 kcal eingenommen werden.

Das Makronährstoffverhältnis und die Absolutmengen (in g) pro Tag lassen sich der nächsten Tabelle entnehmen.

Tab. 5: Makronährstoffverhältnis, kcal und Absolutmengen (in g) pro Tag

Makronährstoff	% der Gesamtenergie	kcal	Absolutmenge / Tag
Eiweiß	30 %	450 kcal	109,8 g
Fett	45 %	645 kcal	72,6 g
Kohlenhydrate	25 %	375 kcal	91,5 g

Nachfolgend sind die Rechenwege der Absolutmengen (in g) pro Tag aufgeführt.

Die 1.500 kcal werden zunächst prozentual auf die Makronährstoffe verteilt. Danach werden die Energiewerte (in kcal) pro Makronährstoff durch kcal pro 1 g Eiweiß (nachfolgend auch Protein genannt) / Fett / Kohlenhydrate geteilt.

Eiweiß:	1 g Eiweiß $\triangleq$ 4,1 kcal
	30 % von 1.500 kcal = 450 kcal
	$\dfrac{450 \text{ kcal}}{4,1 \text{ kcal}} = 109,8 \text{ g}$

Fett:	1 g Fett $\triangleq$ 9,3 kcal
	45 % von 1.500 kcal = 675 kcal
	$\dfrac{675 \text{ kcal}}{9,3 \text{ kcal}} = 72,6 \text{ g}$

Kohlenhydrate:	1 g Kohlenhydrate $\triangleq$ 4,1 kcal
	25 % von 1.500 kcal = 375 kcal
	$\dfrac{375 \text{ kcal}}{4,1 \text{ kcal}} = 91,5 \text{ g}$

In Tabelle 6 sind nun die einzelnen Mahlzeiten des Tages dargestellt.

Tab. 6: Tagesplan

Frühstück					
Uhrzeit: 9:00 Uhr					
Menge	Lebensmittel	kcal	Eiweiß	Fett	Kohlenhydrate
40 g	Haferflocken	147 kcal	5,20 g	2,80 g	23,60 g
150 g	Joghurt 3,5 % Fett	104 kcal	5,82 g	5,63 g	6,55 g
80 g	Weintrauben, rot	59 kcal	0,80 g	0,01 g	12 g
20 g	Haselnuss, ohne Schale	133 kcal	2,80 g	12,60 g	1,20 g
Getränke					
150 ml	Kaffee, schwarz	3 kcal	0,30 g	0 g	0,45 g
200 ml	Mineralwasser	0 kcal	0 g	0 g	0 g
Gesamt Frühstück		**446 kcal**	**14,92 g**	**21,04 g**	**43,80 g**
Mittagessen					
Uhrzeit: 13:30 Uhr					
150 g	Lachs roh	270 kcal	29,85 g	16,80 g	0 g
10 g	Butter	74 kcal	0,07 g	8,32 g	0,06 g
1 Prise	Jodiertes Salz	0 kcal	0 g	0 g	0 g
1 Prise	Pfeffer, schwarz	0 kcal	0 g	0 g	0,10 g

Menge	Lebensmittel	kcal	Eiweiß	Fett	Kohlenhydrate
1 Esslöffel (EL)	Zitronensaft, frisch gepresst	4 kcal	0 g	0 g	0,30 g
100 g	Naturreis, gekocht	128 kcal	3 g	1 g	27 g
150 g	Brokkoli	51 kcal	6 g	0,01 g	4,50 g
80 g	Saure Sahne-Kräutersoße	145 kcal	1,82 g	13,13 g	4,20 g
Getränke					
300 ml	Mineralwasser	0 kcal	0 g	0 g	0 g
Gesamt Mittagessen		**672 kcal**	**40,74 g**	**39,26 g**	**36,16 g**
Abendessen Uhrzeit: 19:00 Uhr					
80 g	Eisbergsalat, roh	12 kcal	0,80 g	0,16 g	1,26 g
150 g	Tomate, roh	30 kcal	1,42 g	0,31 g	3,90 g
200 g	Huhn, Brustfilet, ohne Haut	204 kcal	48 g	2 g	0 g
10 g	Butter	74 kcal	0,07 g	8,32 g	0,06 g
Dressing Eisbergsalat					
5 EL	Zitronensaft, frisch gepresst	20 kcal	0,01 g	0,01 g	1,50 g
2 EL	Apfelmus ungesüßt	15 kcal	0,09 g	0,02 g	3,30 g
2 EL	Senf	26 kcal	1,80 g	1,20 g	1,80 g
1 Prise	Jodiertes Salz	0 kcal	0 g	0 g	0 g
1 Prise	Pfeffer, schwarz	0 kcal	0 g	0 g	0,10 g
Getränke					
300 ml	Mineralwasser	0 kcal	0 g	0 g	0 g
Gesamt Abendessen		**381 kcal**	**52,19 g**	**12,02 g**	**11,92 g**
Tagesbilanz		**1.499 kcal**	**107,85 g**	**72,32 g**	**91,88 g**

Wichtig ist, dass eine ausgeglichene Wasserbilanz angestrebt wird (d.h., Wasseraufnahme und –abgabe sollen sich die Waage halten). Von der täglich aufgenommenen Flüssigkeitsmenge entfällt der größte Teil auf Getränke und das in Nahrungsmitteln enthaltene Wasser. Eine geringe Menge entsteht bei der Oxidation der Nährstoffe im Organismus (Schek, 2013, S. 101).

Von der täglich ausgeschiedenen Flüssigkeitsmenge entfällt unter Normalbedingungen der größte Teil auf den Urin (1.400 ml). Danach folgen Verluste über Haut (350 ml), Lunge (350 ml), Schweiß (100 ml) und Stuhl (100 ml). Insgesamt kommt so ein Wasserverlust von 2.300 ml zusammen (Morlion, 2018, S. 207).

Zu den Mahlzeiten wird insgesamt 950 ml Flüssigkeit in Form von Getränken aufgenommen. Im Laufe des Tages werden zusätzlich 250 ml Mineralwasser zugeführt. Bei dem oben aufgeführten Tagesplan beträgt die Menge an Wasser in der festen Nahrung ca. 900 ml. Das entstehende Oxidationswasser wird im Tagesverlauf auf 200 ml geschätzt. Insgesamt beträgt so die Flüssigkeitszufuhr 2.300 ml und die Wasserbilanz für den Tag ist ausgeglichen.

Weiterhin werden Proteinquellen mit einer hohen biologischen Wertigkeit gewählt.

Je mehr die Zusammensetzung der einzelnen Aminosäuren für die Proteinsynthese dem menschlichen Bedarf entspricht, desto höher ist die jeweilige Wertigkeit bzw. desto höher ist seine Qualität. Die biologische Wertigkeit steigt also, je besser die Aminosäuren-Zusammensetzung eines Nahrungsproteins mit der des Körperproteins übereinstimmt (Vaupel & Biesalski, 2018, S. 156).

Auch wird darauf geachtet, dass genug mehrfach ungesättigte FS aufgenommen werden (Omega-3 / Omega-6). Linolsäure und α-Linolensäure sind essenzielle FS und müssen dem Körper täglich zugeführt werden. Der Quotient Omega-6 / Omega-3 sollte dabei maximal 5:1 betragen (Vaupel & Biesalski, 2018, S. 124).

Trans-Fettsäuren werden im oben dargestellten Plan weitestgehend vermieden. Es wird angenommen, dass sie LDL-Cholesterin stärker erhöhen, als ungesättigte Fettsäuren. Außerdem zeigen wissenschaftliche Untersuchungen, dass sie atherogen wirken, obwohl sie über Doppelbindungen verfügen. Der Anteil an Trans-Fettsäuren sollte 1 % der täglichen Nahrungsenergie nicht übersteigen (Vaupel & Biesalski, 2018, S. 129).

In den eintägigen Ernährungsplan werden insgesamt 490 g Obst und Gemüse eingeplant. Der regelmäßige Verzehr dieser Nahrungsmittel senkt das Risiko für Herzerkrankungen, Magen- und Darmkrebs.

400 g Obst und Gemüse täglich reduziert das Risiko von NCDs (non communicable diseases) und sichert ebenfalls eine bedarfsgerechte Zufuhr von Vitaminen, Mineralien und Ballaststoffen (Nieß & Erickson, 2018, S. 424).

5 Literaturverzeichnis

Bischoff, S.C. (2018). Übergewicht und Adipositas im Erwachsenenalter. In H.K. Biesalski, S.C. Bischoff, M. Pirlich & A. Weimann (Hrsg.), *Ernährungsmedizin* (5. überarb. und erw. Aufl.) (S. 619 – 644). Stuttgart: Thieme

Dickhut, H.H. (2011). Einführung in die Sport- und Leistungsmedizin. In O. Grupe (Hrsg.), Sport und Sportunterricht. Grundlagen für Studium, Ausbildung und Beruf (2. überarb. Aufl., Band 16) (S. 17 – 43). Schorndorf: Hofmann

Ebster, C. & Stalzer, L. (2017). *Wissenschaftliches Arbeiten für Wirtschafts- und Sozialwissenschaftler* (5. überarb. und erw. Aufl.). Wien: facultas Universitätsverlag

Facebook (2018). *Facebook-Werbeanzeigen*. Zugriff am 07.11.2018. Verfügbar unter https://de-de.facebook.com/business/products/ads

Fuchshuber, A. (2009). *Der Einfluss von Coaching auf die Sportaktivität. Konzeption, Vermittlung und Evaluation eines Coachings zur sportbezogenen Ziel- und Handlungsregulation*. Dissertation, University of Parderborn. Bamberg.

Hey, B. (2011). *Präsentieren in Wissenschaft und Forschung*. Heidelberg: Springer

IfD Statistisches Bundesamt. (2018). *Mikrozensus - Körpermaße der Bevölkerung 2017*. Zitiert nach de.statista.com. Zugriff am 07.11.2018. Verfügbar unter https://de.statista.com/statistik/daten/studie/233461/umfrage/entwicklung-von-uebergewicht-und-adipositas-in-deutschland-unter-frauen/

IfD Statistisches Bundesamt. (2018). *Mikrozensus - Körpermaße der Bevölkerung 2017*. Zitiert nach de.statista.com. Zugriff am 07.11.2018. Verfügbar unter https://de.statista.com/statistik/daten/studie/233449/umfrage/entwicklung-von-uebergewicht-und-adipositas-in-deutschland-bei-maennern/

Mayr, P. (2009). *F.X. Mayr: Die gesunde Ernährung danach*. Stuttgart: Thieme

Meyer-Kruse, H. (2013). Ernährungsberatung in Gruppen. *Zeitschrift Ernährungsumschau, 2*, M102 – M110.

Morlion, B.J. (2018). Wasser, Elektrolyte und Säure-Basen-Haushalt. In H.K. Biesalski, S.C. Bischoff, M. Pirlich & A. Weimann (Hrsg.), *Ernährungsmedizin* (5. überarb. und erw. Aufl.) (S. 206 – 214). Stuttgart: Thieme

Nieß, A. & Erickson, N. (2018). Prävention von Erkrankungen durch Bewegung und Ernährung. In H.K. Biesalski, S.C. Bischoff, M. Pirlich & A. Weimann (Hrsg.), *Ernährungsmedizin* (5. überarb. und erw. Aufl.) (S. 419 – 425). Stuttgart: Thieme

Robert Koch Institut (2012). *Gesundheit in der älter werdenden Gesellschaft. Ergebnisse der Studie zur Gesundheit von Erwachsenen in Deutschland.* Berlin: Springer

SAXOPRINT GmbH (2018). *Plakatwerbung – Vorteile, Nachteile und Kosten.* Zugriff am 07.11.2018. Verfügbar unter https://www.saxoprint.de/blog/plakatwerbung-vorteile-nachteile/

Schek, A. (2013). *Ernährungslehre kompakt* (5. akt. u. erw. Aufl.). Sulzbach: Umschau Zeitschriftenverlag

Schmieder, S. (2014). *LOGI – Die gesündeste Art abzunehmen.* Zugriff am 06.11.2018. Verfügbar unter http://www.logi-aktuell.de/logi-methode/abnehmen-mit-logi

Senninger, T. & Weiß, A. (2011). *Gruppe – Team – Spitzenteam. Das Handbuch zur Teamführung.* Münster: Ökotopia Verlag

Statistisches Bundesamt (2018). *Mikrozensus 2017 – Fragen zur Gesundheit. Körpermaße der Bevölkerung 2017.* Zugriff am 07.11.2018. Verfügbar unter https://www.destatis.de/DE/Publikationen/Thematisch/Gesundheit/Gesundheitszustand/Koerpermasse5239003179004.pdf?__blob=publicationFile

Vaupel, P. & Biesalski, H.K. (2018). Lipide. In H.K. Biesalski, S.C. Bischoff, M. Pirlich & A. Weimann (Hrsg.), *Ernährungsmedizin* (5. überarb. und erw. Aufl.) (S. 124 – 144). Stuttgart: Thieme

Vaupel, P. & Biesalski, H.K. (2018). Proteine. In H.K. Biesalski, S.C. Bischoff, M. Pirlich & A. Weimann (Hrsg.), *Ernährungsmedizin* (5. überarb. und erw. Aufl.) (S. 145 – 163). Stuttgart: Thieme

WHO (2000). Obesity: Preventing and Managing the Global Epidemic. In World Health Organization (Hrsg.), Technical Report Series, 894.

WHO (2017). Welt-Adipositas-Tag: Adipositas und ihre Folgen für die Gesellschaft. Zugriff am 03.11.2018. Verfügbar unter http://www.euro.who.int/de/health-topics/noncommunicable-diseases/obesity/news/news/2017/10/world-obesity-day-understanding-the-social-consequences-of-obesity

6 Abbildungs- und Tabellenverzeichnis

6.1 Abbildungsverzeichnis

6.2 Tabellenverzeichnis

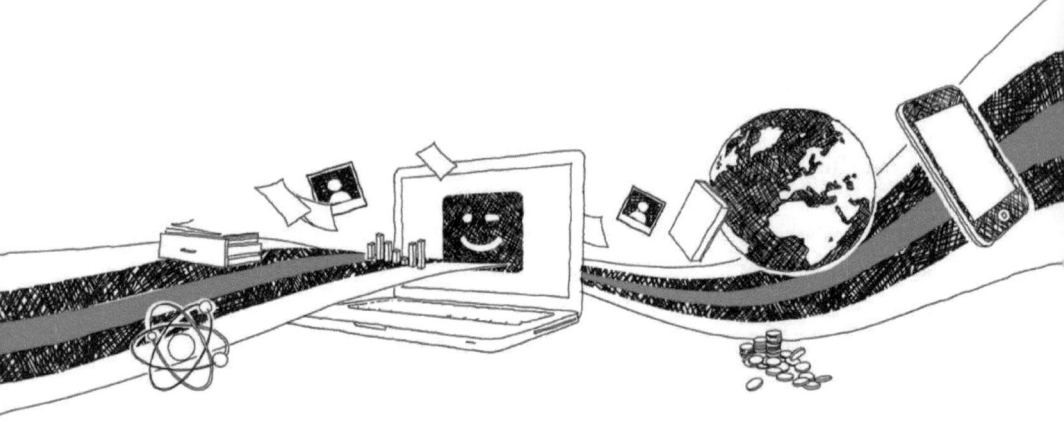
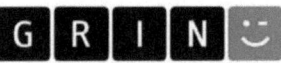